AF341354

DE L'USAGE

DES

EAUX MINÉRALES

pendant la soirée et suivi de repos en général,

et en particulier des eaux thermales sulfu-
reuses-alkalines

D'AIX-LA-CHAPELLE et de BORCETTE

par

Dr. C. BARTH,

médécin aux eaux d'Aix-la-Chapelle.

> La médécine est une science expé-
> rimentale, la pratique un expériment
> continuel, fait avec le genre humain.
> Et l'expériment n'est pas encore à sa
> fin !　　　　　*Hufeland.*

Aix-la-Chapelle de l'Imprimerie de H. Leuchtenrath.

Monsieur et honoré confrère.

Quoique je doive à une longue pratique, jointe à des études sérieuses et incessantes, des succès nombreux dans le traitement, par l'usage des eaux, de maladies spéciales, il y aurait sans doute de la témérité de ma part de préconiser ma méthode et de la donner comme infaillible, sans la soumettre préalablement à l'examen de mes confrères les plus recommandables par leur savoir — c'est pourquoi je me suis déterminé à vous prier d'accepter avec b'enveillance mon modeste travail, et de vouloir bien m'accorder la faveur de vos précieuses observations.

Si vous partagiez mes idées, je serais heureux de votre approbation, et j'oserais compter sur votre recommandation auprès de vos malades auquels vous jugeriez utile de prescrire l'usage des eaux d'Aix-la-Chapelle.

Veuillez Monsieur et honoré confrère recevoir l'assurance de ma haute consideration.

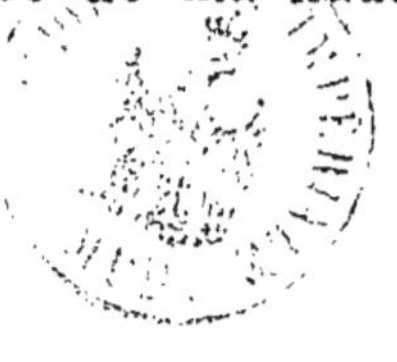

Dr. BARTH,
medécin et opérateur
à Aix-la-Chapelle.

DE L'USAGE

DES

EAUX MINÉRALES

pendant la soirée et suivi de repos en général,

et en particulier des eaux thermales sulfu-reuses-alkalines

D'AIX-LA-CHAPELLE et de BORCETTE

par

Dr. C. BARTH,

médécin aux eaux d'Aix-la-Chapelle.

La médécine est une science expé-rimentale, la pratique un expériment continuel, fait avec le genre humain. Et l'expériment n'est pas encore à sa fin ! *Hufeland.*

Aix-la-Chapelle de l'Imprimerie de H. Leuchtenrath.

PRÉFACE.

En 1811 et 1812 je fus à Bruxelles pour faire mes études en médécine et en chirurgie, et j'entendis expliquer et prôner les oeuvres de Xavier Bichat. Son anatomie descriptive du corps humain, ainsi que son traité sur la vie et la mort, attirèrent l'attention générale, et les professeurs ne cessèrent de nous recommander ces œuvres éminentes.

En 1813, je fus attaché à l'hôpital sédentaire Français d'Aix-la-Chapelle ou l'on me donna le service des fièvreux et des baigneurs.

Ce fut à cette époque, que me vint l'idée, que les bains pris dans la soirée et suivis du repos seraient très efficaces. Le système sur les appareils de la vie animale et organique, que Bichat à adopté dans les deux ouvrages susmentionnés, me donna les matériaux pour la théorie, que je développerai plus loin. Comme il ne dépendait pas de moi de mettre cette théorie en pratique, je la communiquai à mon médécin et à mon chirurgien en chef MM. Lecamus et Dovers. Ces Messieurs donnèrent une entière approbation à mon système, mais ils s'opposèrent formellement à l'exécution de mon projet, en disant : que cela dérangerait le service de l'hôpital , et je dus attendre une occasion plus opportune pour réaliser ce que j'avais en vue.

Après la seconde paix de Paris , je me rendis à Berlin , pour finir mes études , interrompues par six années de service militaire.

A Berlin je fus admis comme aide, auprès du Professeur E. Osann , qui dans ses leçons , traitait des eaux minérales. Je lui communiquai ma théorie sur l'usage des eaux pendant la soirée ; il l'approuva entièrement, et ensuite il en parla dans ses leçons, comme d'une théorie acceptable.

En 1822 je m'établis à Aix-la-Chapelle et je commençai à mettre en pratique, la théorie susmentionnée.

J'ai eu l'occasion de soigner des malades qui ont apprécié mon idée et suivi strictement mes avis ; j'ai été moins heureux avec d'autres malades , puisqu'ils ne voulaient pas se priver de leurs soirées. Ceux qui suivirent mes conseils , furent récompensés de leur sacrifice , les eaux eurent pour eux une plus grande efficacité. Cela m'encouragea à persister dans ma théorie et à la mettre en pratique , et j'ai trouvé dès lors , que cette méthode d'employer les eaux minérales le soir et suivie de repos , soit en bains soit en boisson , produisait un meilleur résultat que les eaux prises pendant la matinée, et je continuai à les ordonner de cette manière , à ceux qui voulurent obtenir une prompte guérison.

Convaincu donc , que pour être entièrement efficaces , les eaux minérales doivent être employées le soir, je donne dans les lignes suivantes, une explication succinte, sur ce qui m'a dirigé vers cette méthode, et si je suis assez heureux de pouvoir la faire adopter, et par les malades et par mes confrères, j'ai la conviction que les uns et les autres seront satisfaits, ce qui sera pour moi, la plus douce récompense.

En 1836 il parut un livre du Dr. Heideler à Marienbad, sur l'usage des eaux minérales et spécialement de celles de Marienbad prises le soir. Ce livre traite de l'usage interne des eaux et nous cite un opuscule du Dr. Martin Meyer, qui traite de l'usage des eaux d'Egger, (Nuremberg 1667,) dans lequel il parle en faveur de l'usage des eaux d'Egger le soir. Cet ouvrage a trouvé beaucoup de contradicteurs; on disait que cet emploi des eaux pourrait non seulement être contraire à la digestion, mais encore emporter les aliments avant qu'ils ne fussent digérés. Pour les eaux d'Egger, qui sont purgatives, j'admets cette objection en partie, quoique le Dr. Meyer cite plusieurs cas, dans lesquels il a fait prendre ces eaux le soir avec grand succès.

Pour que les eaux ne devinssent pas nuisibles aux malades il les faisait prendre quatre heures après un diner léger et approprié à la cure.

Paul Macasius a écrit aussi dans la même année sur les eaux d'Egger, et il a émis l'opinion, que l'on peut en faire prendre à un malade autant d'eau, qu'il peut digérer et aussi longtems que sa position continue à s'améliorer, ou qu'aucun symptôme désagréable ou facheux ne se manifeste et qui soit de nature à décider le médécin, à apporter une modification, suivant le degré et la durée de la maladie.

Le Dr. Starkmann a écrit en 1750 sur les mêmes eaux, et il s'opposa en partie à l'usage des eaux prises le soir; mais d'autre part, il y consentit, en disant : que si l'usage des eaux prises de cette manière eut été nuisible, les eaux d'Egger n'auraient pas acquis tant de renommée dans les temps passés.

Il faut encore remarquer, que l'on a fait prendre les eaux d'Egger jusqu'à la quantité de 24 à 30 mesures, qui contenaient chacune 5 à 6 onces d'eau, dans une matinée et autant le soir.

Mrs. les médécins des eaux Peetz à Wisbaden, Menke à Pyrmont, Maas à Kissingen, Zemplin à Obersalzbrunn ont déclaré à Mr. Dr. Heideler, que les eaux prises le soir, sont un complément utile aux eaux du matin. A Carlsbad et à Franzensbad, presque tous les médécins sont du même avis, quoique toutes ces eaux soient ou très purgatives ou très gazeuses. Le premier effet, se faisant sentir la nuit, serait très importun, et le second effet, produit par le gaz, irriterait le malade, qui seroit ainsi privé du repos nécessaire. Contrairement à cette opinion je suis d'avis, que les eaux, non purgatives, prises le matin, sont un supplément à celles prises pendant la soirée.

Nos eaux, qui ne sont qu'individuellement purgatives et moins gazeuses que celles de Carlsbad et beaucoup d'autres, pourraient donc certainement être employées pendant la soirée sans ces inconvénients.

Enfin je me décide à donner le résumé de mon système , sur l'usage des eaux minérales en général et spécialement de celles d'Aix-la-Chapelle et de Borcette , et je m'estimerai heurenx , si j'obtiens l'approbation des amis de l'humanité.

En outre , je conçois, que ma théorie , qui n'est pas nouvelle , trouvera probablement des contradicteurs , mais cela n'atténuera en rien ses avantages. Au reste , je. n'ai aucune intention hostile ; je ne veux aucunement rabaisser le mérite de mes confrères , qui jusqu'à ce jour , ont suivi la théorie opposée. Je connais trop l'humble destinée à laquelle la providence m'a appelé , et la faible mesure de talents qu'elle m'a departis.

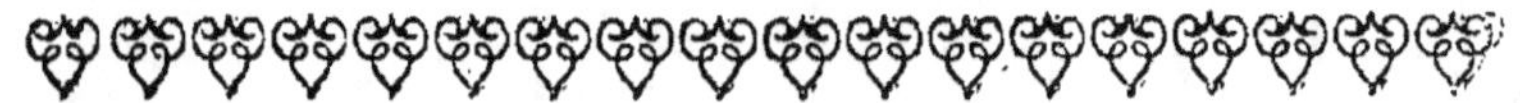

Quelques mots sur la nouvelle analyse des eaux d'Aix-la-Chapelle.

Les eaux sulfureuses thermales d'Aix-la-Chapelle, qui, probablement sont la cause qui a déterminé les Romains à fonder cette ville, ont été analysées différentes fois, par des hommes pleins d'érudition. Mais pour satisfaire au voeu tant des hommes de science que des malades, notre municipalité a décidé l'année dernière qu'une nouvelle analyse serait faite, et fit choix à cet effet, du plus célèbre chimiste de nos jours, Mr. le Professeur Justus de Liebig. Depuis quelques jours, cette analyse a été publiée, et ce n'est pas sans le plus grand étonnement que l'on a appris les brillants résultats, que l'analyse a constatés, puisqu'elle nous fait connaître la présence de l'Iode, du Brom et du Fer, ce dont aucune de toutes les analyses précédentes n'avait jamais fait mention. Par l'existence de ces trois matières dans nos eaux, nous pouvons maintenant comprendre les résultats étonnants et imprévus, obtenus dans les traitements des maladies scrophuleuses, dans les obstructions organiques, les endurcissements de différentes parties et organes de notre corps, dans les maladies mercurielles et celles de la peau etc. etc. Par cette analyse, nous pourrons à l'avenir apprécier exacte- ment, à quelles maladies nos eaux sont propres à apporter un remède efficace et prompt. Mr. dé Liebig a accompagné l'envoi de son analyse à l'administra- tion de cette ville, d'une lettre, par laquelle on peut voir, quelle place, nos eaux occuperont à l'avenir, parmi les eaux minérales.

Voici la lettre de Mr. le Professeur de Liebig du 12 mai 1851.

Je m'estime particulièrement heureux, que les pro- grès dans l'analyse chimique, aient permis de prouver la présence de l'Iode, du Brom, du Fer et de la potasse dans les eaux d'Aix-la-Chapelle, et de fixer la quantité de ces matières, — ce sont spécialement les trois premiers principes, qui, à coté des autres principes déja cités dans les recherches si remarqua- bles du Dr. Monheim, par la composition qu'ils for- ment ensemble, assureront aux eaux d'Aix-la-Cha- pelle, le premier rang entre toutes les sources mi- nérales de l'Europe.

Je considère comme particulièrement intéressant, la composition des gaz, qui sont absorbés dans les eaux, dont l'analyse a été entreprise, selon mon de- sir, par Mr. le Professeur Dr. Bunsen, reconnu maî- tre dans l'analyse des gaz. Je ne doute pas, que cette nouvelle analyse, ne contribue à propager et à assurer la grande renommée, que les eaux d'Aix- la-Chapelle se sont acquise depuis des siècles.

L'analyse des eaux d'Aix-la-Chapelle a donné ---
comme résultat, les parties constituantes suivantes :

<table>
<tr><td>BASES:</td><td>ACIDES</td></tr>
<tr><td></td><td>ou leurs éléments qui les remplacent:</td></tr>
</table>

La potasse,	le Chlore,
la Soude,	le Brom,
le Lithion,	l'Iode,
la Chaux,	le Fluor,
la Magnésie,	le Soufre,
la Strontianite,	l'Acide sulfurique,
l'Oxydul de Fer,	l'Acide phosphorique,
l'Oxydul de Manganèse,	l'Acide carbonique,
la Terre argileuse,	la Silice,
l'Ammoniac.	

Outre ces principes constituants, différents gaz se
trouvent, comme il a été dit plus haut, absorbés
dans les eaux, ainsi que cela résulte de l'analyse
longement décrite dans une brochure qui vient d'être
publiée ; analyse, que je ne reproduis pas ici plus
longement, afin de ne pas excéder les limites que
je me suis tracées.

L'immortel Xavier Bichat, dans son traité d'anatomie descriptive dit : „En prenant les fonctions pour
„classer les organes, il est évident, que les divi-
„sions anatomiques doivent varier comme les physio-
„logiques. Or ces dernières diffèrent, comme on le
„sait, dans plusieurs auteurs. J'en ai adopté une,
„dans mes cours de physiologie, qui me paroît avoir
„quelque avantage, et que j'ai indiquée dans mon
„ouvrage sur la vie et la mort. L'uniformité exige
„que je l'applique à la classification des appareils.

„Je divise donc les appareils en trois classes; 1°.
„en ceux de la vie animale, qui sont destinés à
„mettre l'animal en rapport avec les corps extérieurs,
„à recevoir l'impression de ces corps, à l'en éloi-
„gner ou à l'en rapprocher, etc.; 2°. en ceux de la
„vie organique, qui ont spécialement pour usage de
„composer et décomposer le corps, de lui enlever
„les matériaux qui l'ont formé pendant un certain
„temps, et de lui en fournir de nouveaux; 3°. en
„ceux de la génération, qui, purement relatifs à
„l'espèce, sont pour ainsi dire étrangers à l'individu,
„que les deux premières classes d'appareils regardent
„exclusivement.

„Les appareils de la vie animale sont ceux; 1°. de
„la locomotion, 2°. de la voix, double moyen par
„lequel l'animal communique volontairement avec les

„corps extérieurs , qui agissent sur lui par les sens
„externes ; 3°. de ces sens externes , qui reçoivent
„les impressions extérieures ; 4°. du sens interne, qui
„perçoit ces impressions , les réfléchit, les combine
„et prend en conséquence des volitions ; 5°. de la
„transmission du sentiment et du mouvement , qui
„établissent des communications entre les sens ex-
„ternes qui reçoivent , et l'interne qui perçoit les im-
„pressions , entre celui-ci qui prend la volition ; les
„deux appareils , vocal et locomoteur , qui exécutent
„ces volitions.

„Les appareils de la vie organique sont ; 1°. ceux
„de la digestion , qui élaborent en premier lieu la
„substance nutritive; 2°. ceux de la respiration , qui
„puisent dans l'air des principes nécessaires au sang
„pour nourrir les organes , et en rejettent d'autres ;
„3°. ceux de la circulation , qui portent à tous ces
„organes la substance nutritive ; 4°. ceux de l'ab-
„sorption , qui l'en rapportent et qui en même temps
„puisent sur diverses surfaces les fluides qui y sont
„déposés ; 5°. ceux de la sécrétion, qui rejettent au
„dehors le résidu nutritif, par le moyen de fluides
„qui auparavant servent à d'autres usages de l'éco-
„nomie.

Quand à l'appareil de la génération , je m'en rap-
porte à ce qui a été dit plus haut, en admettant,
que cet appareil n'a pas de rapport avec la théorie
que je veux exposer.

Je dois m'expliquer ici plus amplement sur l'appareil de la vie organique, puisque c'est celui , sur

lequel je veux principalement baser la théorie que
j'expose sur l'usage des eaux minérales prises pendant la soirée.

Les appareils de la vie organique sont, dit Mr.
Bichat destinés : „1o. à ceux de la digestion, qui élaborent en premier lieu la substance nutritive." Lorsque les appareils de la vie animale sont en action,
alors les appareils de la vie organique, principalement la digestion, en doivent souffrir plus ou moins, et
si les actions sont un peu fortes ou excessives, la
vie organique en général, et spécialement les organes de la digestion, doivent tellement en être altérés,
qu'ils ne doivent plus fonctioner que très pénible-
ment, jusqu'à ce que la vie animale soit en repos.
Les expériences sur ce sujet, faites par les Professeur Schultz à Berlin, Magendie à Paris et par plusieurs autres, ont prouvé ce fait jusqu'à l'évidence.

On a par exemple fait une expérience sur deux
chiens, du même âge et de la même taille, après
leur avoir fait manger copieusement des aliments de
même nature et en quantité égale. L'un fut conduit
à la chasse et l'autre fut attaché dans sa niche. Au
retour du premier, on les tua tous les deux, et on
trouva, que celui qui avait été à la chasse n'avait
pas digéré, au lieu que celui qui était resté en repos avait parfaitement accompli sa digestion.

Des expériences si décisives et plusieurs fois renouvelées, prouvent à l'évidence, que le repos de
la vie animale est absolument nécessaire à la bonne
action de la vie organique.

„2°. à ceux de la respiration, qui puisent dans l'air „des principes nécessaires au sang pour nourrir les „organes et en rejettent d'autres." Le mouvement et le repos influent beaucoup sur cet appareil , quoique ce soit principalement l'air qui nous entoure qui ait la plus grande influence sur la respiration. En tous cas, le repos est plus favorable à l'échange des substances qui se fait dans les poumons que le mouvement, puisque l'air séjourne plus longtemps dans les bronches pour y pouvoir opérer l'échange du gaz oxygène contre le gaz carbonique.

„3°. à ceux de la circulation, qui portent à tous ces „organes la substance nutritive." Comme chaque mouvement accélère la circulation , il se forme un état anormal, et le sang devant apporter la substance nutritive à tous ces organes , il est certain que la vitesse anormale de la circulation est nuisible et le repos salutaire. Le renouvellement des parties de notre corps doit se faire par la substance nutritive portée par la circulation dans les lieux destinés par la nature à l'échange des substances, et c'est par la même action de la circulation, que les parties médicamenteuses que l'on introduit dans le corps, en emportent ou corrigent les mauvaises humeures, ce qui se fait mieux en repos qu'en mouvement.

„4°. à ceux de l'absorption qui l'en rapportent „et qui en même temps puisent sur diverses surfaces „les fluides qui y sont déposés." L'absorption tant dans les parties internes qu'externes de notre corps doit aussi se faire mieux pendant le repos que pendant le mouvement: l'absorption se faisant par la peau, le mouvement porte le sang et ses parties constituantes vers la peau, ferme les pôres et ne permet pas l'absorption salutaire et ordinairement désirée pour les cures que l'on veut effectuer par les eaux minérales.

„5o à ceux de la sécrétion, qui rejettent en dehors „le résidu nutritif par le moyen de fluides qui au„paravant servent à d'autres usages de l'économie."

Il est clair, que pour les sécrétions le repos n'est pas seulement préférable au mouvement, mais du plus grand intérêt. Je veux ici seulement parler de la transpiration. Chaque individu qui se meut, provoque plus ou moins la transpiration, laquelle est proportionnée au mouvement qu'il se donne, ou à la disposition individuelle. Mais en se donnant du mouvement en plein air jusqu'à une forte transpiration, il peut se faire (et cela a lieu très communément) qu'un coup d'air fasse cesser ou rentrer une transpiration très salutaire pour la cure. Au lieu que, lorsque l'on provoque une transpiration dans le lit, on peut la porter ordinairement à un point voulu, et la conserver aussi longtems qu'il est nécessaire ou possible, sans s'exposer à la supprimer subitement et au détriment du malade. Lorsque l'on veut faire transpirer un malade, on le met au lit et non pas en plein air, ainsi qu'il y est exposé lorsqu'il prend les eaux le matin, non seulement au moment même où il va les prendre, mais encore par les exercices même ordinaires de la journée. Mais cet appareil n'est pas seulement là pour la transpiration, les autres sécrétions se font aussi par le même appareil. Telle que la sécrétion de la salive, du suc gastrique, de la bile, du suc pancréatique, des urines et des sécrétions alvines. Comme nous ne savons pas, par quel organe la nature opérera sa crise ou sa lysis, il est urgent que nous prenions nos mesures, pour que tous les organes sécrétoires soient en état de suivre le chemin que la nature veut choisir, ce que nous pouvons rarement savoir d'avance, avant que nous ayons vu les effets de la nature en crise ou en lysis. Hippocrate dit: (Aphor. 21. sect. 1.) Poussez les matières à évacuer dans la direction qu'elles affectent, et par des issues convenables.

Bichat dit encore: „Je suis loin de présenter la „division anatomique comme étant celle de la nature „elle même. Nos fonctions sont bien isolées les unes „des autres : les animales, les organiques et celles „de la génération, sont bien caractérisées par des „attributs si distincts que leurs limites sont vraiment „naturelles. Mais il n'en est pas de même des or„ganes ; la nature fait souvent servir les mêmes à „des fonctions toutes différentes : la peau appartient „par le toucher à la vie animale, par l'exhalation „de la sueur à l'organique ; les narines sont le siège „des sécrétions par leurs glandes muqueuses, et de „l'odorat par leurs papilles. Les mamelles, les .... „quoique séparant des fluides étrangers à la conser„vation de l'individu, n'agissent pas moins comme

„les glandes hépatiques, rénales, salivaires etc. dont
„la destination est manifestement relative à sa nutri-
„tion. Telle est l'immédiate connexion qui unit les
„deux systêmes nerveux, que j'ai été forcé de les
„placer l'un à coté de l'autre, quoique les fonctions
„de l'un appartiennent à la vie externe, et celles de
„l'autre à la vie interne etc. etc.

En adoptant donc les deux appareils de la vie que
je viens d'expliquer selon Bichat, qui constituent
et divisent le corps humain ou animal anatomique-
ment et physiologiquement, je crois, que c'est ici
le lieu convenable de poser le principe de la théorie
de l'usage des eaux minérales, tant interne qu'externe pendant la soirée et suivi de repos, et de dé-
velopper plus amplement les preuves basées sur ces
appareils.

Pourquoi les eaux minérales ont-elles été employées généralement et régulièrement jusqu'a ce jour
pendant la matinée, et dans le mouvement? c'est une
question, que je ne trouve résolue nulle part, et je
crois que c'est la tradition qui en a fait une habi-
tude, à laquelle on se tient sans savoir pourquoi.
Mais pourquoi me suis-je décidé à proposer l'emploi
des eaux minérales en général (celles purgatives ex-
ceptées) le soir et suivi de repos, c'est la question
que je m'efforcerai de résoudre dans ce mémoire.

Depuis plusieurs siècles, nous avons été engagés
dans une grande et pernicieuse erreur, en admettant
généralement, que le mouvement après le manger

est favorable et le repos défavorable à la digestion, erreur qui a été prouvée jusqu'à l'évidence par Schultz et Magendie, ainsi que je l'ai dit plus haut.

Il me semble que si les observateurs des siècles passés avaient seulement observé l'instinct des animaux domestiques, qui, tous cherchent le repos après avoir mangé; s'il avaient observé ce qui se passait sous leurs yeux chaque jour; s'ils avaient consulté leurs propres sensations après avoir satisfait leur appetit, ils auraient senti, que la nature elle même nous enseigne la manière de vivre, à laquelle nous devrions nous soumettre instinctivement pour faire notre digestion, acte dont dépend principalement notre santé, qui est l'origine de notre bonheur et notre richesse, puisque Hufeland admet : que le malade seul est pauvre.

Il est probable et même certain, que c'est sur ce principe que j'essaie de combattre comme erreur, que les médécins ont jusqu'à ce jour ordonné et exigé que les malades qui suivent une cure par les eaux minérales, se donnent du mouvement pour les digérer.

Mais si le principe du mouvement après le manger, pour faire une bonne digestion est faux, alors celui de l'usage des eaux minérales pendant ou avec le mouvement est faux de même.

Pour en avoir une bonne preuve, on n'a qu'à observer les malades, que leur état force à garder le lit pendant l'usage de médicaments et d'eaux minérales, on verra, que, quoique enfermés dans leurs chambres très souvent trop peu spacieuses, pour permettre de grands mouvements, il n'en font pas moins très bien leur digestion , soit qu'ils aient pris des aliments ou des médicaments. Ne voyons nous pas aussi des personnes traitées pour fractures et blessures aux jambes etc., gisant des semaines et des mois entiers dans leur lit et qui pourtant ne se trouvent nullement incommodées sous le rapport de la digestion.

Si d'un autre coté on observe la manière d'engraisser les oies, les poulardes, les porcs, les boeufs etc. etc. , on verra que c'est justement la privation du mouvement qui leur procure une bonne digestion; par conséquent le repos fait digérer et engraisser.

Nous voyons aussi les hommes qui se livrent à des travaux qui exigent de grands mouvements , manger beaucoup , mais ils n'engraissent pas, parceque la digestion se faisant moins bien, le sang est trop agité pour qu'il puisse déposer les parties nutritives dont le corps a besoin. Quand Hippocrate dit. (Sect. 1 Aphor. 15) „En hiver et au printemps, le „sommeil est plus long , et les organes de la diges-„tion plus chauds. Il faut donc alors donner plus „d'aliments." Est-ceque celà ne veut pas dire, que par le repos prolongé, la digestion est plus forte , elle se fait mieux , et que la consommation est plus grande? Ne dit-il pas par là, que le repos favorise la digestion?

Les maladies aiguës se déterminent par des crises et des lysis , les maladies chroniques ordinairement par des lysis. La crise est une décision subite d'une maladie aiguë , accompagnée de symptomes violents alarmans et brusques ; la lysis au contraire est une décision lente , trainante et imperceptible. La crise se fait subitement en une fois , et elle est ordinairement visible ; la lysis au contraire se fait lentement à différentes reprises et ordinairement d'une manière invisible.

Les crises se font ordinairement la nuit , les lysis de même. Les crises se font à des jours fixes dans les maladies aiguës et non interrompues par un accident , le médécin les prévoit et tâche de les favoriser par des remèdes. Les lysis au contraire n'ont pas de jours fixes , on ne peut pas les prévoir, donc on ne peut pas les favoriser comme les crises. Les lysis se répétent souvent à petites reprises , l'amélioration de la maladie ne se fait pas sentir subitement , comme après une bonne crise , et c'est pour cela que l'on doit agir quelquefois longtemps et à des différentes reprises , en provoquant des lysis renouvelées autant que possible. Comme il est probable et même certain que les lysis se font après les accès du soir et de la nuit, il est urgent de les favoriser, et pour cela il faut administrer les remèdes le soir. Il faut en quelque sorte aider les lysis a s'opérer la nuit en faisant prendre au malade, les eaux minérales le soir.

Puisque les maladies chroniques sont généralement celles qui doivent être traitées par les eaux minérales, ce sont les lysis, par les quelles les maladies chroniques se guérissent ordinairement qui doivent appeler plus particulièrement notre attention.

Il résulte donc de ce qui a été établi, que le repos est absolument favorable à la digestion , donc il est évident que l'on peut prendre les eaux minérales avant ou pendant le repos ; je crois pouvoir admettre, que les eaux prises le soir , peu de temps avant de se mettre au lit , seront, non seulement aussi bien digérées que celles prisis le matin et pendant le mouvement ; elles seront même mieux digérées, leur action sera plus forte et la guérison plus sure et plus prompte , et elles peuvent mieux provoquer des crises ou des lysis, par la raison déja produite.

Quoique nous adoptions l'usage des eaux minérales tant intérieurement qu'extérieurement pendant la soirée, avant ou pendant le repos, comme règle générale , il faut pourtant admettre des exceptions. Par exemple : toutes les eaux minérales purgatives doivent être prises le matin, et le mouvement peut-être favorable pour provoquer des selles. Mais les eaux dont on doit attendre spécialement un effet sur la peau , les poumons , les urines etc. etc. , comme celles d'Aix-la-Chapelle, la règle doit être générale de prendre les eaux le soir , avec des exceptions très rares.

Je veux ènumérer ici les principales maladies contre lesquelles l'usage des eaux minérales d'Aix-la-Chapelle prises le soir doit être plus spécialement recommandé. Savoir : faiblesse des organes de la digestion et ses suites, comme les glàires , les acretés libres dans l'estomac, les cardialgies, les vomissements spontanés, les engorgements du foie, de la râte, du pancréas, des intestins , des reins et des parties des deux sexes ; les coliques menstruelles, et les coliques de Poitoux ; les diarhées chroniques, les catarrhes de la vessie , les hémorrhoïdes et leurs suites, les écrouelles, la goutte sous toutes ses formes, le rhumatisme et tout ce qui en résulte, les maladies de la peau en général excepté les affections vénériennes de la peau, la piérre, et principalement la gravelle, les catarrhes chroniques des poumons avec expectoration muqueuse, l'asthme , dans ce que l'on appelle les restes de la maladie vénérienne et d'autres maladies invétérées et qui dépendent des acrétés du sang et de la lymphe, particulièrement les restes de l'abus du mercure. Nous voyons que presque toutes les maladies contre les quelles nos eaux ont été employées avec succès jusqu'à ce jour sont des maladies qui dépendent d'une altération des humeurs de notre corps , lesquelles sont gatées ou par héritage ou par acquisition propre. Pour faire sortir ces mauvaises humeurs, il faut introduire un véhicule dans le corps , qui agisse ou chimiquement ou physiquement pour favoriser ou faciliter leur sortie. La sortie s'opère ordinairement par les voies critiques principales , savoir : par la peau comme transpiration, par les poumons, comme expectoration , par les intestins , comme sécrétion alvine, et par les voies urinaires comme urine.

Les eaux d'Aix-la-Chapelle agissent particulièrement sur la peau, les poumons et les voies urinaires, et rarement sur les excrétions alvines, spécialement comme purgatives, mais elles résolvent les engorgements des organes du bas ventre, et poussent ainsi les mauvaises humeurs vers cette voie, et il faut pour les faire évacuer plus facilement venir en aide avec des remèdes. Cette exception exige aussi qu'on prenne les eaux le matin, avec des remèdes purgatifs.

Il a été observé par les médécins et particulièrement par les malades qui souffrent des maladies susmentionnées, que leurs souffrances sont plus grandes le soir et la nuit ; la réaction ou l'empirement des maladies chroniques susnommées se fait sentir le soir ou vers la brune selon la saison, et un nouvel accès de la maladie, quoique chronique, est semblable à une fièvre intermittente, qui revient, et la quelle tend à se terminer par une lysis, pendant la nuit. La règle est qu'entre quatre à cinq heures du matin, l'accès diminue ou cesse, et finit ordinairement par une transpiration ou une excrétion d'urine plus ou moins prononcée. Ainsi donc, pour favoriser ces crises ou lysis, pour provoquer une transpiration ou une excrétion urinaire plus forte qu'à l'ordinaire ; pour mieux ouvrir les pôres de la peau, pour faciliter l'expectoration, ne serait-il pas d'un grand avantage, de prendre les eaux minérales le soir, tant intérieurément qu'extérieurement, en ayant soin de prendre du repos immédiatement après ? Dans les maladies de la peau par exemple, ou la démangeaison est très souvent insupportable le soir, ne serait-il pas plus favorable de prendre alors un bain, qui ferait disparaître la démangeaison et favoriserait plutôt la guérison, si le malade se mettait ensuite au lit, où une transpiration sensible produirait une lysis ? Les accès de goutte, de rhumatisme etc. etc. se calmeront par le même procédé.

Le malade se mettra immédiatement au lit, où étant il prendra un ou plusieurs verres d'eau minérale pour avoir un véhicule propre à favoriser les lysis. Si j'en crois mes expériences et celles faites par d'autres sur la digestion et dont j'ai parlé ailleurs, l'eau prise au lit sera infailliblement digérée.

Si le malade prend son eau et son bain le matin, l'effet doit être tout autre et jamais aussi grand, que lorsqu'il en fait usage le soir, avant le repos, puisque le mouvement qu'il fait, l'influence de l'air, la nourriture qu'il prend etc. etc., tout cela altère plus ou moins l'effet, et ne permet pas que les eaux puissent agir, comme cela se peut faire lorsque le malade se met immédiatement après le bain, au lit, où il reste, sans mouvement, couvert et garanti contre l'air pendant huit à dix heures ; par l'absence d'une nourriture forte prise au diner, le système de la vie organique sera seul en activité, et par son action les eaux seront digérées et portées vers les parties malades, le corps étant alors plus disposé à former des lysis propres à produire une guérison accélérée, prompte et certaine.

Les affections calculeuses, principalement la gravelle, sont plus douloureuses la nuit et le matin. Pour faciliter l'émission des matières graveleuses, pour remédier aux douleurs , toute boisson calmante , ou chaque liquide non irritant, pris en quantité nécessaire , est favorable, mais si l'on prend une quantité supportable de nos eaux minérales , l'effet est merveilleux, ainsi que j'en ai eu des preuves nombreuses, qui m'ont fait voir, que cette maladie est guérisable, si l'on continue à prendre nos eaux , pendant longtemps et avec le régime nécessaire

Dans les obstructions du foie, de la râte et des organes du bas ventre en général , les eaux prises le soir avant le repos, doivent être d'une efficacité beaucoup plus grande, que celles prises le matin et suivies de mouvement, puisque l'eau séjourne plus longtemps dans le corps, et par le repos l'action doit être nécessairement plus forte et plus certaine.

Dans l'étisie au prémier et second dégré, dans le catarrhe chronique, dans l'asthme et les affections de poitrine en général , l'usage des eaux minérales le soir et avant le repos, sera préférable, parceque , presque toutes ces affections sont occasionées par des refroidissements, et la sueur produite par les eaux prises le soir peut très bien guérir des affections pareilles, si une disposition héréditaire ou tuberculeuse ne s'y oppose pas.

Dans ce que l'on appelle , les restes de la maladie vénérienne ce qui n'est autre chose, que l'abus qui a été fait du grand remède, (le mercure) nos eaux sont prônées depuis longtemps et avec raison. Mais pour que les eaux agissent bien , il faut qu'elles séjournent dans le corps malade; qu'elles agissent chimiquement pour détruire le mercure qui s'est accumulé dans les différentes parties du corps, et pour cela l'usage des eaux le soir, sera beaucoup plus efficace. Au lieu que lorsque l'on prend les eaux le matin, l'évacuation de celles-ci se fait avant qu'elles se portent dans toutes les parties du corps, sans pouvoir agir chimiquement sur le mercure et ses produits. L'eau doit séjourner dans le corps aussi long-temps que possible, et cela ne peut se faire, que lorsque les eaux sont prises le soir avant le repos, que l'on doit prolonger le plus possible.

Quand à la maladie vénérienne, je dois faire observer, que nos eaux ne peuvent servir dans cette affection que comme pièrre de touche, puisqu'elles ont pour effet, lorsqu'il existe encore du virus dans le corps, de le faire sortir. En effet, on remarque : que les petits maux s'agrandissent au lieu de disparaître ; que les douleurs ostéocopes augmentent ; que les ulcéres ou les affections de la peau reprennent leur caractère vénérien ; enfin on voit que la maladie vénérienne existe encore, et qu'il faut pour la guérir d'autres remèdes, qu'une eau minérale quelconque.

Nos eaux, comme presque toutes les eaux thermales, ont été recommandées contre la maladie vénérienne, mais selon mon opinion et d'après mon expérience, c'est une erreur grave.

Il faut que je fasse remarquer, que ce que j'écris ici, n'est destiné qu'au malades qui viennent prendre nos eaux, non seulement avec le desir de se guérir,

mais avec la ferme volonté de se soumettre rigou-
reusement aux règles prescrites ; c'est le seul meyen,
d'obtenir une guérison prompte et radicale , si nos
eaux peuvent la procurer.

Beaucoup de personnes vont aux eaux, bien plus ,
pour se divertir dans la société qu'on y rencontre ,
pour jouir de tous les plaisirs qu'offrent les environs,
la promenade, les bals, les concerts , le théâtre etc;
trouveront ma manière d'employer les eaux très gé-
nante, et en opposition avec les divertissements dont
je viens de parler.

Mais ceux qui souffrent réellement (et parmi eux,
il en est qui souffrent depuis plusieurs années sans
espoir d'obtenir le moindre adoucissement à leurs
souffrances) comprendront l'importance d'un traitement
qui peut leur rendre la santé , qui est le bien le plus
précieux de l'homme, quelle que soit sa position so-
ciale.

Nos eaux, comme d'autres remèdes, n'ont pas tou-
jours les mêmes effets chez les différents individus ,
et rarement le médécin peut dire d'avance: l'eau agira
de telle ou telle manière sur le malade ; c'est pour
cela que le médécin doit chercher à acquérir les
connaissances nécessaires par une étude profonde et
par des expériences souvent réitérées sur les vertus
et propriétés des eaux. Il faut aussi pendant quelques jours , observer l'individu malade, afin de dé-
couvrir, sur quelles voies les eaux agissent chez lui
et par suite trouver l'effet individuel. Si celui-ci est
reconnu, le médécin doit alors juger et prescrire en

conséquence, la manière dont les eaux doivent être prises.

Il y a des maladies, dans les quelles on doit preférer l'effet sur une des voies critiques, ce dont le médécin peut ordinairement décider, et très souvent il est dans le pouvoir de celui-ci , de faire produire l'effet qu'il désire, en administrant les eaux de telle façon , qu'elles puissent agir efficacement et spéciallement sur les parties malades. Par exemple : pour provoquer une transpiration , on fait prendre un bain à vapeur ; pour provoquer une forte sécrétion urinaire, on fait boire beaucoup d'eau ; pour provoquer des selles, on ajoute un sel purgatif etc. , aux eaux que l'on fait prendre etc. etc.

Si après deux jours, le malade ne purge pas , par l'effet des eaux , il est très bon alors , de suivre la règle de nos anciens, qui firent purger chaque individu malade, avant de commencer la cure, et continuèrent les purgations tous les huit à dix jours pendant toute la cure, et je serais du même avis , dans le plus grand nombre de cas , mais il dépendra de l'avis du médécin traitant d'en décider.

Les malades , qui auront la ferme volonté , de suivre sincèrement la théorie proposée , de prendre les eaux le soir , doivent se nourrir très frugalement, et diner d'une à deux heures de l'après midi. Le diner ne doit pas être prolongé ou delà de deux heures , afin qu'il y ait trois à quatre heures pour la digestion, avant de prendre les bains ou les eaux. La nourriture consistera en aliments peu assaisonnés d'épiceries, si un estomac faible n'a pas besoin du contraire.

Les aliments dont il faudrait particulièrement faire usage., sont les viandes faites et préférablement les viandes bouillies et non rôties, puisque les observations des Professeurs Schultz, Magendie, et autres, ont clairement dé montré, que les viandes bouillies digèrent plus facilement que celles rôties, et par là, nous voyons encore, que nous avons été dans l'erreur depuis le commencement de notre ère, car C. Celsus nous recommandait la viande rôtie.

Les viandes à prescrire sont: le boeuf, le poulet, le veau, le dindon, le perdreau, la poularde, le chapon, le lièvre, mais rarement le mouton ; le poisson frais de rivière et de mer, mais rarement le saumon, et encore moins l'anguille ; les légumes frais de la saison, mais peu de pommes de terre ; les fruits très murs seront permis chez la plu part des malades.

La boisson ordinaire doit être le lait, le café au lait léger, l'eau claire, l'eau légèrement rougie de vin, et les différentes eaux minérales carbonisées selon l'avis du médicin.

Comme les excès de la table sont le plus souvent la cause primitive du plus grand nombre des maladies acquises, et principalement de la goutte, de la gravelle, des maladies de la peau etc., c'est aussi le plus grand obstacle à la guérison des baigneurs, sourtout, si, à ces excès, l'on ajoute les dangers de de toute nature qu'offrent les différents plaisirs de la soirée, — dangers auxquels il est bien difficile d'échapper, car outre qu'ils sont séduisants, on s'y laisse facilemert entrainer par de faux amis, et l'on manque ainsi le bnt qu'on s'était proposé.

Il y a aussi une règle à suivre, en ce qui concerne les aliments, et j'attache à cette règle, la plus grande importance : il y a des personnes qui ne mangent que des végétaux ; d'autres ne se nourrissent que de chair : les uns et les autres suivent une mauvaise voie, et contraire aux lois de la nature. Car nous voyons, que tous les animaux omnivores, comme l'ours, le singe et le rat, ont ainsi que l'homme des dents molaires tuberculeuses, tandis que les carnivores les ont tranchantes, et que les herbivores, les ont plâtes avec des lignes saillantes d'émail, qui les ont fait comparer à des meules de moulin. L'homme favorisé partout, l'est aussi quant aux dents, puisque la disposition de ces dents et en particulier la forme de ses machelières annoncent qu'il est destiné à vivre comme les omnivores, de nourriture tant animale que végétale, et nous voyons que l'homme le mieux portant est celui qui suit le plus exactement cette règle ; ne pas la suivre, c'est se laisser aller à un abus, or de l'abus à la maladie il n'y a qu'un pas.

S'il est vrai, ainsi qu'il est généralement reconnu, que les excès de la table, sont la cause d'un grand nombre de maladies, combien ces excès ne deviennent-ils pas d'un danger extrème, lorsque l'on est dejà malade.

Je sais, que pour beaucoup de malades, il sera

très désagréable et très gênant, de sortir de leurs
habitudes, comme de dîner à quatre ou à six heures,
lorsqu'il doivent prendre les eaux et les bains le
soir (car il faut trois à quatre pour la bonne digestion du dîner,) et cette digestion une fois opérée, le
moment sera venu de prendre les eaux et les bains,
puis de se mettre au lit, sans songer à se permettre
le moindre des plaisirs qui leur sont offerts. Mais je
le répète de nouveau, j'écris ici pour ceux qui ont
indépendamment de la bonne intention, la ferme
volonté de se guérir sûrement et promptement, et le
courage de se soumettre à toutes les exigences du
traitement.

Si nous admettons, que les expériences si bien
constatées et si souvent renouvelées sur la digestion,
sont irrévocables ; si nous admettons que rien n'est
plus conforme à la nature que l'instinct des animaux,
nous devons aussi admettre, que le repos de la vie
animale, est la voie la plus naturelle pour arriver à
la bonne action de la vie organique.

Si nous admettons que l'eau prise ou par la bouche
ou par l'absorption dans le bain, doit être digérée,
et que la digestion, ou l'action de là vie organique
se fait mieux pendant le repos de la vie animale ; il
ne me reste plus aucun doute sur la justesse de ma
théorie, et j'espère en conséquence, que l'emploi
des eaux minérales le soir avant de se mettre au lit,
sera reconnu et adopté généralement et particulièrement pour les eaux d'Aix-la-Chapelle et de Borcette, ainsi que pour les eaux de même nature.

Je pourrais citer à l'appui de ce que je viens d'exposer, plusieurs guérisons extraordinaires qui ont été obtenues par l'usage des eaux prises le soir ; mais je craindrais d'abuser de la patience du lecteur. — Je crois d'ailleurs avoir suffisamment prouvé la supériorité de ma théorie. Au surplus, je soumets ces quelques lignes à la critique des hommes plus érudits que moi, et j'accepterai très humblement leur jugement, s'ils parviennent à me prouver que je me suis trompé dans mes appréciations.

9 782329 045405